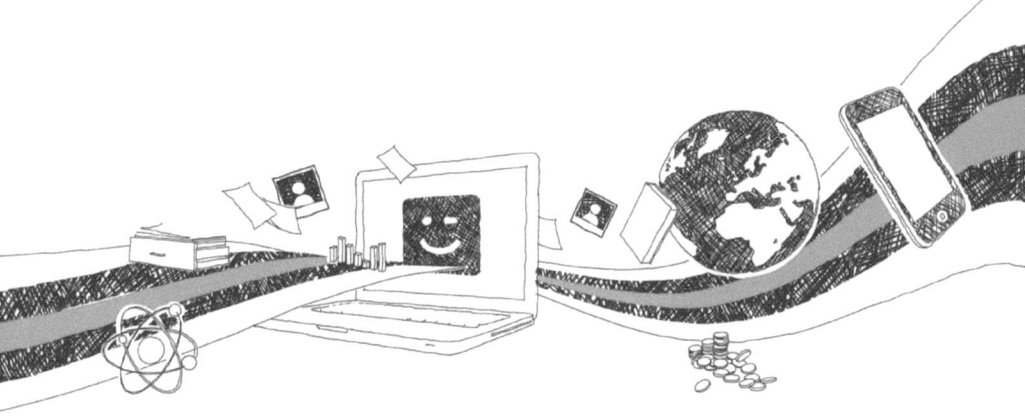
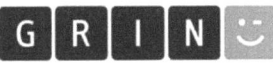

Kim Busch

Laktoseintoleranz. Ursachen und Wirkungen der Unverträglichkeit

GRIN Verlag

Bibliografische Information der Deutschen Nationalbibliothek:

Die Deutsche Bibliothek verzeichnet diese Publikation in der Deutschen National-
bibliografie; detaillierte bibliografische Daten sind im Internet über http://dnb.d-
nb.de/ abrufbar.

Dieses Werk sowie alle darin enthaltenen einzelnen Beiträge und Abbildungen
sind urheberrechtlich geschützt. Jede Verwertung, die nicht ausdrücklich vom
Urheberrechtsschutz zugelassen ist, bedarf der vorherigen Zustimmung des Verla-
ges. Das gilt insbesondere für Vervielfältigungen, Bearbeitungen, Übersetzungen,
Mikroverfilmungen, Auswertungen durch Datenbanken und für die Einspeicherung
und Verarbeitung in elektronische Systeme. Alle Rechte, auch die des auszugsweisen
Nachdrucks, der fotomechanischen Wiedergabe (einschließlich Mikrokopie) sowie
der Auswertung durch Datenbanken oder ähnliche Einrichtungen, vorbehalten.

Impressum:

Copyright © 2009 GRIN Verlag GmbH
Druck und Bindung: Books on Demand GmbH, Norderstedt Germany
ISBN: 978-3-640-40374-5

Dieses Buch bei GRIN:

http://www.grin.com/de/e-book/134170/laktoseintoleranz-ursachen-und-wirkungen-
der-unvertraeglichkeit

GRIN - Your knowledge has value

Der GRIN Verlag publiziert seit 1998 wissenschaftliche Arbeiten von Studenten, Hochschullehrern und anderen Akademikern als eBook und gedrucktes Buch. Die Verlagswebsite www.grin.com ist die ideale Plattform zur Veröffentlichung von Hausarbeiten, Abschlussarbeiten, wissenschaftlichen Aufsätzen, Dissertationen und Fachbüchern.

Besuchen Sie uns im Internet:

http://www.grin.com/

http://www.facebook.com/grincom

http://www.twitter.com/grin_com

Universität Flensburg

Bachelor – Thesis im Studiengang Vermittlungswissenschaften

Fach: „Gesundheit und Ernährung"

Laktoseintoleranz – Ursachen und Wirkungen der Unverträglichkeit

Vorgelegt von: Kim Busch

Flensburg, im Mai 2009

Inhaltsverzeichnis

1. Einleitung

Leider ist die Laktoseintoleranz speziell in Deutschland ein noch nicht sehr weit erforschtes Themengebiet. So wird eine Erkrankung oftmals erst spät oder gar nicht diagnostiziert. Anders ist es in südlichen Teilen der Welt. Denn dort ist die Laktoseintoleranz sehr weit verbreitet und keine Seltenheit. Doch was ist überhaupt eine Laktoseintoleranz oder auch Laktose? Und was genau passiert im Körper bzw. im Darm während der Aufnahme von Laktose?

In der folgenden Arbeit werde ich mich mit dem Thema „Laktoseintoleranz" auseinandersetzen und den Unterschied zwischen einer Unverträglichkeit, einer Allergie und einer Pseudoallergie verdeutlichen. Es ist wichtig, den Unterschied zu verstehen, um diese drei Begriffe voneinander abgrenzen zu können.
Zudem wird in der Arbeit erläutert, was Laktose ist, wie der Abbau von Laktose funktioniert und wie der Darm arbeitet.
Anschließend werden die unterschiedlichen Formen der Laktoseintoleranz definiert, bevor auf die Häufigkeit eingegangen wird.
Bei der Häufigkeit kann man deutliche Unterschiede von Land zu Land erkennen. Doch der Grund hierfür ist umstritten. Dennoch wird es einen kurzen Einblick darüber geben, welches die Ursachen für eine Laktoseintoleranz sind.

Da eine Laktoseintoleranz mit den unterschiedlichsten Symptomen einhergehen kann, ist es sehr schwierig ein spezielles Symptom dieser Unverträglichkeit zuzuordnen. Die verschiedenen und häufigsten Symptome werden in der Arbeit nach medizinischen und psychischen Symptomen klassifiziert, da der eventuell lange Leidensweg bis zur Diagnostik auch psychische Störungen mit sich bringen kann.

Um eine Laktoseintoleranz festzustellen, gibt es mehrere Möglichkeiten. Einige gängige Methoden werden kurz beschrieben, um einen Einblick in die Möglichkeiten der Diagnostik zu geben. Jedoch wird dieser Punkt nicht vertieft, da dieser ein großes medizinisches Fachwissen voraussetzt.
Wenn bei einem Menschen eine Laktoseintoleranz festgestellt wird, ist es wichtig, dass dieser sich mit der Thematik auseinandersetzt, denn Laktose kommt nicht nur

natürlicherweise in Milchprodukten vor, sondern wird auch von der Lebensmittel- sowie Pharmaindustrie vielfältig genutzt. Aus diesem Grund wird der Punkt Ernährung in dieser Arbeit behandelt, damit verständlich wird, wo Laktose überall vorkommen kann.

Abschließend wird auf das Leben mit einer Laktoseintoleranz eingegangen und welche Folgerkrankungen bzw. Begleiterscheinungen eine Unverträglichkeit mit sich bringen kann. Zudem wird kurz beschrieben, worauf geachtet werden muss, damit eine laktosefreie Ernährung nicht ungesund ist.

2. Epidemiologie

In der heutigen Zeit glauben viele Menschen, dass sie unter einer Allergie leiden. Man könnte schon behaupten, dass dieses Wort zu einem Modewort geworden ist, ohne dass die Menschen wissen, was dieser Begriff bedeutet. So glaubt der Mensch, sobald er auf etwas aus der Umwelt oder ein Nahrungsmittel anders reagiert, dass er allergisch ist. Hierbei muss aber unterschieden werden, ob die Symptome, die durch den Nahrungsmittelverzehr hervorgerufen werden, auf einer immunologischen (Nahrungsmittelallergie) oder nicht – immunologischen Reaktion (Nahrungsmittelunverträglichkeit) basieren (Leitzmann u.A., 2003). Denn nur wenn auch das Immunsystem mitreagiert, kann man von einer Allergie sprechen.

So möchte ich im Folgenden darauf eingehen, was der Unterschied zwischen einer Allergie, einer Pseudoallergie und einer Unverträglichkeit ist. Zudem wird die Laktose definiert und es wird beschrieben wie der Abbau im Körper funktioniert und welche Enzyme hierfür zuständig sind.

Des Weiteren werde ich speziell auf die Laktoseintoleranz und deren Definition eingehen. Hierzu gehört auch die Häufigkeit bzw. die Verbreitung der Laktoseintoleranz, bei der man einen deutlichen Unterschied von Land zu Land beobachten kann.

Es wird einen Einblick in die möglichen Ursachen geben, die für die Laktoseintoleranz im Körper verantwortlich sind.

Die Laktoseintoleranz wird häufig mit einer Kuhmilcheiweißallergie verwechselt oder gar gleichgesetzt. Aus diesem Grund halte ich es für wichtig, eine kurze Abgrenzung dieser beiden Nahrungsmittelunverträglichkeiten zu geben.

2.1 Laktoseintoleranz

Bei der Laktoseintoleranz handelt es sich um eine Milchzuckerunverträglichkeit, d.h., dass der Körper bzw. der Darm die Laktose nicht spalten kann. Als Ursache für die Laktoseintoleranz gilt der Mangel an dem Enzym Laktase. Doch welches die Ursache für den Enzymmangel ist, ist noch nicht 100%ig evaluiert.

„Hinsichtlich der Begriffe im Zusammenhang mit der Lactosemalabsorption und -intoleranz wurden von der Protein Advisory Group der Vereinten Nationen die folgenden Definitionen festgelegt (Renner, 1982):

♦ Eine niedrige Lactaseaktivität liegt vor, wenn sich nach der Aufnahme der Standartdosis an Lactose (2 g pro Körpergewicht, maximal 50 g) eine flache Blutzuckerkurve mit einem Anstieg von 25 mg/100 ml oder weniger ergibt oder wenn bei der Enzymbestimmung weniger als 2 Einheiten Lactaseaktivität pro g Mucosa (Schleimhaut) gemessen wird.

♦ Die Lactasemalabsorption besteht in einer reduzierten Lactoseabsorption aufgrund einer niedrigen Lactaseaktivität.

♦ Eine Lactoseintoleranz lieg vor, wenn klinische Symptome nach der Aufnahme von Lactose in wässriger Lösung in der Standartdosis oder in einer geringeren Menge bei Personen mit einer niedrigen Lactaseaktivität auftreten." (Noeske, 1996, S. 88)

Der Unterschied zwischen einer Laktoseintoleranz und einer Laktosemalabsorption ist gering. Es bedingt nur, wie viel Laktose man zu sich nehmen kann und ab welcher Aufnahmemenge Beschwerden auftreten. So können Patienten mit einer Malabsorption geringe Mengen zu sich nehmen, ohne dass sie unter irgendwelchen Beschwerden leiden. Einige Autoren unterscheiden die Intoleranz und die Malabsorption, andere wiederum betiteln beides als das Gleiche.

Bereits im Mutterleib beginnt das Ungeborene mit der Bildung der Laktase, damit die Muttermilch und die darin enthaltene Laktose gespalten werden kann. So wird im Säuglings- und Kleinkindalter im Normalfall reichlich Laktase gebildet, da Milch zur Hauptnahrungsquelle zählt. Der Organismus ist darauf eingestellt. Im Erwachsenenalter lässt die Laktaseaktivität nach oder wird ganz eingestellt. Dieses ist jedoch von Mensch zu Mensch unterschiedlich (Demirci, 2007).

Ingesamt kann man drei Arten der Laktoseintoleranz unterscheiden. Die kongenitale (angeborene Form), die primäre und die sekundäre Laktoseintoleranz (Stein, Lembcke, 2006).

2.1.1 Was ist Laktose?

Laktose ist der Milchzucker, der in der Milch fast aller Säugetiere in unterschiedlichen Konzentrationen vorkommt. Es ist ein natürlicher Bestandteil der Milch und nimmt eine Sonderstellung unter den verschiedenen Zuckerarten ein, da dieser nur in der Milch von

Säugetieren und Menschen vorkommt. Es gibt weltweit nur ein Säugetier, dessen Milch keine Laktose enthält. Dieses Tier ist der kalifornische Seelöwe.

Mit 4,8% wird im Mittel der Laktosegehalt der Kuhmilch oder auch der Schafsmilch angegeben. Der Wert der Ziegenmilch ist identisch, der der Kuh- oder Schafsmilch und liegt bei 4,1%. Etwas höher dagegen ist der Wert der Stuten- oder auch der Muttermilch. Der Wert der Stutenmilch ist mit 6,2% angegeben. Der Laktosegehalt der menschlichen Milch liegt bei 7,0% (Noeske, 1996).

Laktose gehört zu den Kohlenhydraten und wird hier den Zweifachzuckern, den Disacchariden zugeordnet. Generell lassen sich Kohlenhydrate in Mono-, Di-, Oligo- und Polysaccharide einteilen. Aus dieser Einteilung lässt sich erkennen, aus wie vielen Molekülen ein Kohlenhydrat zusammengesetzt ist. Das Kohlenhydrat Laktose, das Hauptkohlenhydrat der Milch, besteht demzufolge aus zwei Molekülen und ist somit ein Zweifachzucker, der aus Galaktose (Schleimzucker) und Glukose (Traubenzucker) besteht (Leitzmann u.A., 2003).

Um diesen Zweifachzucker zu spalten, muss der Körper genügend von dem Enzym Laktase produzieren, denn dieses Enzym ist für die Spaltung von Laktose im Dünndarm verantwortlich (Sieber, Stransky, de Vrese, April 1998 / 348 W). Ist nicht genügend Laktase vorhanden, kann die Laktose nicht aufgespalten werden und man spricht von einer Laktoseintoleranz. Das große Laktosemolekül kann nicht als Ganzes ins Blut aufgenommen werden. Daher kommt es sofort oder einige Stunden nach dem Essen zu einiger der folgenden Symptome: Bauchschmerzen, Blähungen, Erbrechen, Völlegefühl, Übelkeit oder Durchfall (Unger, 09.10.2006).

Erwähnt wurde die Laktose erstmals in Jahre 1615 von dem italienischen Mediziner Fabrizio Bartoletti in seiner „Encyclopaedia hermeticodogmatica". Damals gewann er aus der Molke Kristalle. Ab dem 18. Jahrhundert wurde der Milchzucker in Arzneibüchern erwähnt und als krampf- und reizlinderndes, sowie als schmerzstillendes Mittel empfohlen (Ernährungsumschau, 2005).

2.1.2 Abbau von Laktose im Körper

Die Laktose ist in ihrer ursprünglichen Form dem menschlichen Organismus nicht von Nutzen, da sie im Verdauungstrakt nicht oder nur in geringem Maße resorbiert wird. Nur im aufgespaltendem Zustand können die Einzelmoleküle dem Stoffwechsel zu Gute kommen.

Ein Organismus, der ausreichend Laktase, auch β - Galaktosidase genannt, produziert, kann auch Laktose spalten und abbauen. Kohlenhydrate werden nur als Monosaccharide absorbiert, d.h., dass das Disaccharid Laktose erst im Körper gespalten werden muss, damit es verdaut werden kann.

Das im Speichel enthaltene Ptyalin macht den Beginn der Verdauung von Kohlenhydraten aus, denn die Verdauung beginnt bereits im Mund. Das Ptyalin ist in der Lage, Stärke zu Maltose, Maltotriose und Grenzdextrin zu spalten. An der Darmmukosa werden die Disaccharide aus der Nahrung durch Disaccharidasen (Enzyme, die zur Spaltung notwendig sind) zu Monosacchariden gespalten. Hierbei entstehen Glukose und Galaktose, die durch einen Co – Transport mit Natrium absorbiert werden (Leitzmann u.A., 2003).

In der Passage im Darm laufen während der Aufnahme von Laktose zwei unterschiedliche Vorgänge ab, die die Laktose verändern können. Zum einen findet eine enzymatische Spaltung des Milchzuckers in seine Grundbestandteile Glukose und Galaktose statt, zum anderen wird der Milchzucker vergärt. Nur die Spaltung des Milchzuckers in seine Grundbestandteile ist an das Vorhandensein des in der Darmwand lokalisierten Enzyms Laktase gebunden. Lokalisiert ist die Laktase in den Epithelzellen des Dünndarms. Die Aktivität der Laktase ist in der Magenschleimhaut zu beobachten. Im Magen selbst lässt sich keine Aktivität der Schleimhaut nachweisen. Im Dickdarm sind ebenfalls nur geringe Laktaseaktivitäten vorhanden. Die Aktivität der Laktase nimmt von Zwölffingerdarm zum Jejunum zu, wobei man die größte Aktivität im Jejunum, dem längsten Teil des Dünndarms, beobachten kann. Anschließend nimmt die Laktaseaktivität wieder ab.

Parallel zur Enzymaktivität verläuft die Resorptionsfähigkeit des Darmes für die Spaltprodukte Galaktose und Glukose. Im Magen selber lässt sich keine Resorption für die Spaltprodukte nachweisen. Zum Dickdarm hin nimmt die Resorptionsfähigkeit für die Glukose und Galaktose, ebenso wie die Laktaseaktivität, ab. Folglich findet im Dickdarm keine Monosaccharid – Resorption mehr statt. Für die Geschwindigkeit der Resorption ist Enzymaktivität verantwortlich. Die Aktivität der Laktase ist z.B. deutlich geringer als die der Saccharose (Haushaltszucker, bestehend aus Glukose und Fruktose), ebenfalls ein Disaccharid. Aus diesem Grund wird Milchzucker viermal langsamer abgebaut als Saccharose oder auch Glukose. In der nachstehenden Tabelle (Tab. 1) sieht man die Resorptionsgeschwindigkeiten einiger Kohlenhydrate beim Menschen. Hieraus wird deutlich ersichtlich, dass Laktose am langsamsten abgebaut wird.

Tab. 1

Kohlenhydrat	Resorptions-Geschwindigkeit
Lactose	25 – 30
Fructose	30 – 40
Glucose	80 – 100
Saccharose	100 (Basiswert)
Galactose	100 – 120

Quelle: Kutz. In: Noeske, 1996, S. 86

Hieraus wird ersichtlich, dass eine bereits geringere Aktivität der Laktase Einflüsse auf die Laktoseresorption ausübt. Daraus folgt, wenn der Körper unzureichend oder keine Laktase bildet, kommt es zu einem Überschuss von Milchzucker in den unteren Darmabschnitten und die Symptome einer Unverträglichkeit machen sich bemerkbar (Noeske, 1996).

Nachstehend eine Graphik (Abb. 1), in der man den Abbau der Kohlenhydrate verfolgen kann. Hieraus wird ersichtlich, aus welchen Monosacchariden die Disaccharide bestehen.

Abb. 1

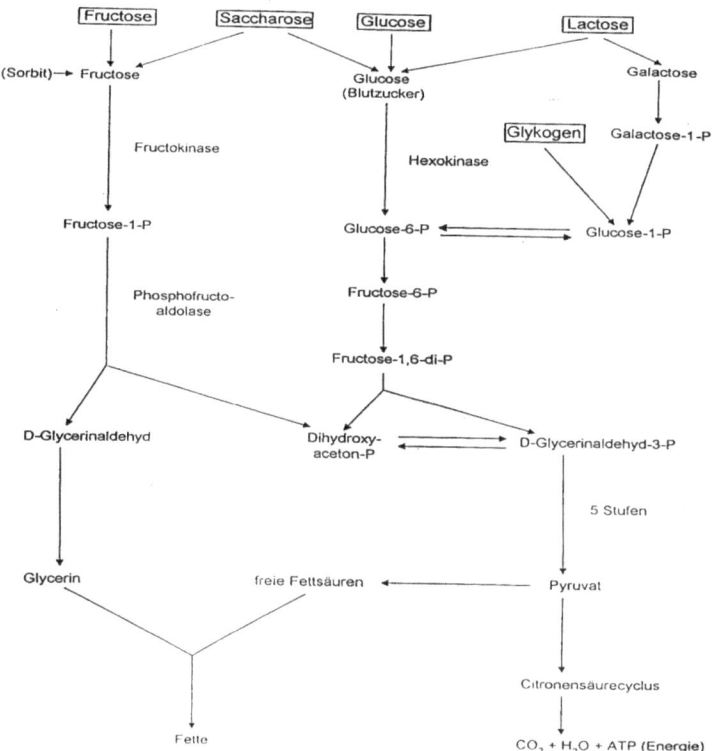

Abb. 8.1: Abbau der Monosaccharide Glucose und Fructose sowie der Disaccharide Saccharose und Lactose (Kutz, 1988).

Quelle: Noeske, 1996, S. 85.

2.1.3 Abgrenzung zur Allergie

Wie bereits erwähnt, muss zwischen einer Allergie, einer Unverträglichkeit und einer Pseudoallergie unterschieden werden, auch wenn diese im Körper eventuell gleiche bzw. ähnliche Symptome hervorrufen.

Krankhafte Reaktionen nach Nahrungsaufnahme können durch das Nahrungsmittel selbst, durch dessen Metabolite (enzymatische Abbauprodukte), durch enthaltende Allergene (Allergie auslösender Stoff), durch chemische Additiva (Konservierungsstoffe, Farbstoffe, Antioxidantien), durch unbeabsichtigte Rückstände

(Antibiotika, Pestizide, Herbizide), durch Toxine von Pilzen und Bakterien, durch psychosomatische Störungen (Aversionen) und durch Stoffwechselstörungen auf Basis einer Enzymopathie (Enzymmangel) bedingt sein.

Von Irritationen bis hin zu schweren, auch lebensbedrohlichen Erkrankungen kann man von einer weiten Bandbreite der Beschwerden bzw. klinischen Erscheinungen sprechen. Wichtig hierbei ist es, dass pathogenetisch unterschieden werden muss, „ob die krankhaften Symptome nach der Nahrungsaufnahme auf immunologischen Mechanismen, das heißt, auf einer spezifischen Interaktion zwischen Allergenen und Immunsystem beruhen, oder ob andere, nicht – immunologische Mechanismen involviert sind." (Kreft, Bauer, Goerlich, 1995, S. 33) Abnorme Reaktionen nach Nahrungsaufnahme werden jedoch erst einmal als Nahrungsmittelunverträglichkeiten bezeichnet, ohne dass man Rücksicht auf die immunologische Reaktion nimmt. Erst nach Testen bzw. Herausfinden, ob das Immunsystem mitreagiert oder nicht, spricht man von einer Allergie oder auch weiterhin von einer Unverträglichkeit oder einer Pseudoallergie (Kreft, Bauer, Goerlich ,1995). Nur so genannte „echte" Allergien lassen sich durch einen Hauttest nachweisen, da es eine immunologische Reaktion des Körpers gibt und man Antikörper nachweisen kann (Wolzt, Ring, Feffer – Holik, 2008).

Die folgende Abbildung (Abb. 2) soll noch einmal verdeutlichen, wie man Nahrungsmittelunverträglichkeiten klassifiziert.

Abb. 2

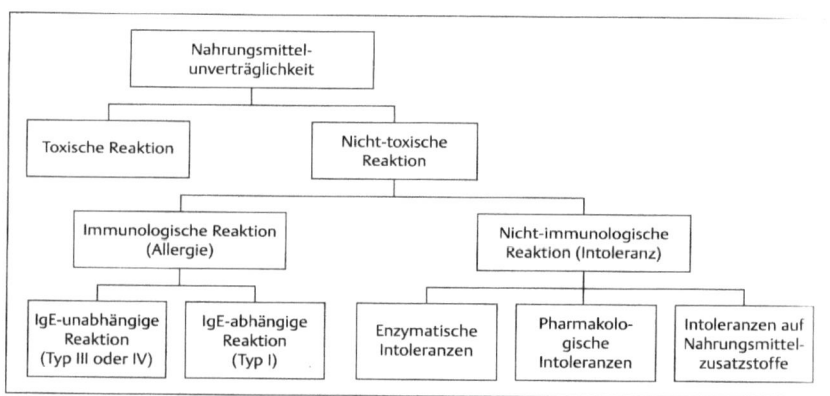

❏ 70.1: Klassifizierung der Unverträglichkeitsreaktionen nach Nahrungsaufnahme (nach Bruijnzeel-Koomen u. a. 1995)

Quelle: Leitzmann u.A., 2003, S. 354.

11

2.1.3.1 Allergie

„Unter „Allergie" versteht man eine „spezifische Änderung der Immunitätslage im Sinne einer krankmachenden Überempfindlichkeit."" (Wolzt, Ring, Feffer – Holik, 2008, S. 10)

Als Synonym für Nahrungsmittelallergien benutzt man das Wort Nahrungsmittel-hypersensitivitäten. Geprägt wurde der Begriff der Allergie im Jahre 1906 durch den Wiener Kinderarzt Clemens von Pirquet, der damit die veränderte immunologische Reaktionsfähigkeit des Organismus beschrieb (Kreft, Bauer, Goerlich ,1995). Es treten nach wiederholtem Kontakt mit dem Antigen (körperfremde Stoffe) klinische Symptome auf. Durch das Antigen, welches dem Organismus zugeführt wird, wird reichlich Histamin (körpereigenes Gewebshormon) ausgeschüttet. Diese Ausschüttung kann zu verschiedenen allergischen Reaktionen wie z.b. Asthmaanfällen, Nesselsucht, Magen – Darmbeschwerden, Schwellungen oder auch Entzündungen der Mund- und Nasenschleimhäute führen. Das Immunsystem versucht durch diese Reaktionen die Antigene unschädlich zu machen. Die Antikörper, die auch Immunglobuline genannt werden, sind aus verschiedenen Eiweißen zusammengesetzt. Aus diesem Grund spricht man davon, dass Allergien IgE vermittelt sind, dass heißt nichts anderes, als dass Allergien in verschiedene IgE (Immunglobulin-) Klassen eingeteilt werden. Die Bildung der Antikörper wird als Sensibilisierung bezeichnet.

Wichtig zu wissen ist auch, dass nicht der erste Kontakt mit dem Antigen, sondern erst der zweite oder mehrfache Kontakt die vorher gebildeten Antikörper aktiv werden lässt, die dann die Symptome auslösen. Aus diesem Grund treten viele Allergien erst im Erwachsenenalter auf, obwohl schon viel früher eine Sensibilisierung stattgefunden hat (Wolzt, Ring, Feffer – Holik, 2008).

Anders als bei Unverträglichkeiten oder Pseudoallergien, kann es bei Allergien vorkommen, dass nicht nur ein Allergen alleine eine Reaktion hervorruft, sondern Reaktionen erst in bestimmten Kombinationen von Allergenen auftreten.

Ebenfalls können Allergien vererbt werden, bzw. die Wahrscheinlichkeit an einer Allergie zu erkranken, wenn ein Elternteil oder gar beide betroffen sind, ist um ein vielfaches höher. Ist kein Elternteil betroffen so liegt das Risiko einer Allergie bei 5 – 15%. Bei einem betroffenen Elternteil erhöht sich das Risiko auf 20 – 40% und auf 40 – 60% wenn beide Elternteile betroffen sind. Tritt bei beiden Elternteilen die gleiche allergische Manifestation auf, liegt das Risiko bei 60 – 80% (Leitzmann u.A., 2003).

In der folgenden Abbildung (Abb. 3) lässt sich gut erkennen, welche Symptome bei einer Nahrungsmittelallergie auftreten können und wie unterschiedlich diese sein können.

Abb. 3

Magen-Darm-Trakt
Übelkeit
Diarrhö
Obstipation
Bauchschmerzen, Blähungen

Haut
Nesselsucht
Quincke-Ödem
Ekzemverschlechterung
Juckreiz

Atemwege
Asthma bronchiale
Rhinokonjunktivitis
Kehlkopfschwellung
Husten

Sonstige
Kopfschmerzen, Migräne
Fieber
Schockartige Symptome
Verhaltensauffälligkeiten
Gewichtsverlust, Gedeihstörung

⬛ 71.2: Symptome der Nahrungsmittelallergie (Niggemann 1992)

Quelle: Leitzmann u.A., 2003, S. 356.

Die schlimmste Folge ist der Anaphylaktische Schock, der meist mit dem Tod endet. Zudem kann bei Nichterkennen einer Allergie und Beschwerden mit den Atemwegen eine chronische Erkrankung wie z.B. Asthma entstehen.

Eine Allergie lässt sich leichter feststellen, als eine Unverträglichkeit oder Pseudoallergie, da man hier verschiedene Tests (siehe nachstehende Abb. 4) anwenden kann, die bei Unverträglichkeiten keine Reaktion zeigen würden Dieses liegt an der Immunologischen Reaktion bei Allergien des Organismus. (Leitzmann u.A., 2003).

Abb. 4

Anamnese
Symptom-, Ernährungsprotokoll

Hauttests
Prick-Test (Einstich in die Haut)
Scratch-Test (Einritzen der Haut)
Reibtest (Einreiben des Allergens)
Intrakutane Injektion

Serologische Tests
RAST (Radio-Allergo-Sorbent-Test)
EAST (Enzym-Allergo-Sorbent-Test)

Diätetische Tests
Eliminationsdiät
Suchdiät
Oraler Provokationstest

◙ 71.3: Verfahren zur Diagnose von Nahrungsmittelallergien (nach Gall u. Sterry 1994)

Quelle: Leitzmann u.A., 2003, S. 357.

2.1.3.2 Pseudoallergie

Pseudoallergische Reaktionen zählen zu den Nahrungsmittelintoleranzen, die mit den gleichen Symptomen wie bei einer Nahrungsmittelallergie verlaufen, nur das diese nicht immunologisch bedingt sind. Im Unterschied zur „echten Allergie" kann eine Pseudoallergie bereits beim ersten Kontakt ohne vorherige Sensibilisierung auftreten. Ebenfalls sind keine IgE - Erhöhungen nachweisbar (Kreft, Bauer, Goerlich ,1995).

„Pseudoallergische Reaktionen können durch verschiedene Lebensmittelzusatzstoffe, durch Lebensmittel, die zu einer verstärkten Histaminfreisetzung führen (z.B. Erdbeeren, Schokolade, Zitrusfrüchte oder Tomaten), oder Nahrungsmittel mit einem hohen Gehalt an vaso- oder psychoaktiven biogenen Aminen ausgelöst werden." (Leitzmann u.A., 2003, S. 363) Man kann sagen, dass man bei einer Pseudoallergie empfindlich auf Zusatzstoffe in der Nahrung, wie z.B. chemische Konservierungsmittel, Farbstoffe, Geschmacksverstärker und Süßstoffe reagiert. Die meisten dieser Stoffe lassen sich durch so genannte E – Nummern auf den Verpackungen erkennen, denn durch Meiden dieser Lebensmittel kann es zu einer Verbesserung der Symptome kommen.

Nachweisen lassen sich Pseudoallergien nur durch orale Provokationstests bzw. durch eine Karenzdiät (Weglassen des Stoffes) (Wolzt, Ring, Feffer – Holik, 2008).

2.1.3.3 Unverträglichkeiten

Unverträglichkeiten bzw. Intoleranzen werden auch als Enzymopathien bezeichnet, d.h. dass dem Körper ein Enzym fehlt bzw. nicht ausreichend produziert wird. Das fehlende bzw. unzureichend produzierte Enzym ist an der Verdauung eines Nährstoffes in irgendeiner Form beteiligt. Die Enzyme werden im Körper produziert, um Nährstoffe zu spalten. Mit einem solchen Enzymdefekt ist dieses nicht möglich und Nährstoffe werden ungespalten oder nur unzureichend gespalten in den Darm weitergeleitet.

Die Symptome sind ähnlich der einer Allergie oder Pseudoallergie und können bereits nach der ersten Aufnahme auftreten. Es ist somit keine Sensibilisierung nötig. Zudem sind Unverträglichkeiten abnorme Reaktionen nach Nahrungsaufnahme nicht immunologischer Natur, d.h., dass ein Blutbild oder Hauttest keine Reaktionen zeigt.

Je nach aufgenommener Menge des Nährstoffes können die Beschwerden variieren und unterschiedlich ausgeprägt sein. Die Ausprägung der Beschwerden ist auch von Person zu Person unterschiedlich, da bei einigen das entsprechende Enzym in geringen Mengen produziert wird, bei anderen wiederum gar nicht. Auch das Eintreten der Beschwerden ist sehr unterschiedlich. Bei Einigen treten die Symptome bereits nach der Nahrungsaufnahme auf, bei Anderen wiederum erst nach Stunden oder gar Tagen. Die häufigsten Beschwerden bei einer Enzymopathie sind Magen – Darmbeschwerden.

Dieser Defekt kann angeboren sein oder sich im Laufe der Jahre entwickeln (Wolzt, Ring, Feffer – Holik, 2008).

„Die Prävalenz der Intoleranzreaktionen wird auf 1 – 2% geschätzt (Thiel 1992). Intoleranzreaktionen sind genetisch bedingt, wobei Umweltfaktoren – möglicherweise anhaltende Virusinfektionen – für die Exposition des genetischen Effekts eine Rolle spielen (DGE 1988, S. 151ff.)." (Leitzmann u.A., 2003, S. 363)

Der Laktasemangel (Laktoseintoleranz) ist die am meisten verbreitete Enzymopathie (Stein, Lembcke, 2006).

2.1.3.4 Abgrenzung zur Kuhmilcheiweißallergie

Wichtig bei der Laktoseintoleranz ist es, dass diese nicht mit der Kuhmilcheiweißallergie verwechselt wird. Bei der Kuhmilcheiweißallergie handelt es sich nicht um eine Enzymopathie, d.h. dass ein Enzym fehlt, um ein Kohlenhydrat, hier

Laktose, zu spalten. Die Allergenität der Kuhmilch beschränkt sich auf die Proteinkomponenten, also das in der Milch enthaltende Eiweiß. Eine Kuhmilcheiweißallergie kann weit aus bedrohlicher sein als eine Intoleranz, da hier das Immunsystem mitreagiert und es so zu einem anaphylaktischem Schock kommen kann. Anders als bei einer Milchzuckerunverträglichkeit, die sich in den Darmabschnitten abspielt, dringen bei einer Kuhmilcheiweißallergie die Milchproteine in die Dickdarmschleimhaut ein. Von hier aus gelangen sie ins Blut und bedrohen den Organismus. Unterstützt werden die Milchproteine von Pilzen, die sich in den Schleimhautwänden festsetzen. Die Pilze scheiden Toxine aus, die sich giftig auf den Körper auswirken. Zudem kommt es durch die Pilze zu winzigen Löchern in der Darmschleimhaut, wodurch die Milcheiweißmoleküle ins Blut gelangen können. Die Kuhmilcheiweißallergie wirkt sich, im Gegensatz zur Milchzuckerunverträglichkeit, zerstörerisch auf den ganzen Körper aus und löst starke Abwehrreaktionen aus.

Die Symptome sind erstmals ähnlich die einer Unverträglichkeit. Neben Blähungen, Durchfall und Übelkeit kann es auch zu Ekzemen, Neurodermitis, Hautjucken, Atembeschwerden, Reizbarkeit, Schüttelfrost, Schwellungen im Gesicht und an den Händen und einer triefenden Nase kommen.

Es lässt sich gut erkennen, dass die Laktoseintoleranz und die Kuhmilcheiweißallergie deutlich voneinander zu unterscheiden sind. Zudem muss bei einer Kuhmilcheiweißallergie komplett auf Kuhmilch und die daraus hergestellten Produkte verzichtet werden, damit es nicht zu allergischen Reaktionen kommt. Anders bei der Laktoseintoleranz, hier muss der Betroffenen die zugeführte Milchzuckermenge individuell anpassen, da der Körper wenig bis keine Laktase zum Spalten des Milchzuckers produziert (Kreft, Bauer, Goerlich, 1995).

2.1.4 Kongenitale Laktoseintoleranz

Bei dem kongenitalen Laktasemangel handelt es sich um einen sehr seltenen genetischen, angeborenen Enzymdefekt. Dieser Laktasemangel wird autosomal - rezessiv vererbt. Bereits nach der ersten Fütterung des Säuglings durch Stillen oder Flaschennahrung treten starke wässrige Durchfälle auf. Das Enzym Laktase wird überhaupt nicht gebildet, so dass es zu diesem Symptom kommt. Zudem kann es durch die wässrigen Durchfälle zur Austrocknung und Unterernährung des Säuglings kommen. Bei der angeborenen Laktoseintoleranz muss komplett auf die Laktose in der

Nahrung verzichtet werden, damit es zu einem beschwerdefreien Leben kommen kann. Sollte eine solche Diät nicht eingehalten werden, bzw. die Intoleranz zu spät entdeckt werden, besteht die Gefahr einer Hirnschädigung (Stein, Lembcke, 2006; Braegger, 2008).

2.1.5 Primäre Laktoseintoleranz

Der primäre Laktasemangel, auch adulte Laktoseintoleranz genannt, ist die Form, die am häufigsten auftritt. Diese wird ebenfalls autosomal – rezessiv vererbt. Bei einer primären Laktoseintoleranz kommt es im Verlauf der Entwicklung zwischen Kleinkindalter und Erwachsenenalter zum Rückgang der Aktivität der Laktase. Meistens stellt sich dieser in Europa in der Adoleszenz ein. Die Art der Ausprägung ist bei dieser Form sehr individuell, da in den meisten Fällen eine Restaktivität der Laktase zu erkennen ist und somit ist auch die zu vertragende Menge der Laktose individuell. Man sollte die Form der Laktoseintoleranz als normal ansehen, da die Unverträglichkeit daraus resultiert, dass sich unser Körper im Laufe der Entwicklung an die Ernährung angepasst bzw. verändert hat (Braegger, 2008). „Eine Theorie besagt, dass der Erhalt der Laktaseaktivität - und damit die Fähigkeit, Milch als wichtige Nahrungsquelle zu verwenden – sich als eine genetisch determinierte Mutation entwickelt hat, die den Menschen einen Überlebensvorteil bot, die sich milchproduzierende Haustiere hielten. Der Verlust der Laktaseaktivität beim primären Laktasemangel kann auch durch langfristige Gaben von Milch nicht verhindert werden." (Stein, Lembcke, 2006, S. 815)

2.1.6 Sekundäre Laktoseintoleranz

Der sekundäre Laktasemangel entsteht als Folge einer Darmerkrankung, einer Schädigung der Darmschleimhaut und ist nicht wie die anderen beiden Formen erblich bedingt. Mit einer Laktoseintoleranz können alle Erkrankungen einhergehen, die zu einer Schädigung der Enterozyten und des Bürstensaumes im Dünndarm führen. So begünstigen Krankheiten des Darms, wie Morbus Crohn, Colitis Ulcerosa, aber auch intestinale Infektionen (Bakterien, Viren, Parasiten) und Zöliakie das Auftreten einer sekundären Laktoseintoleranz. Ebenfalls kann der sekundäre Laktasemangel durch Darmgrippen, Magen – Darm – Operationen oder der Gabe von Antibiotika und Zytostatika hervorgerufen werden. „Auch ein Kurzdarm-Syndrom sowie eine bakterielle Fehlbesiedelung des Dünndarms (intestinal bacterial overgrowth) können zu

Beschwerden der Laktoseintoleranz führen, infolge einer stark beschleunigten Darmpassage beziehungsweise einer vorzeitigen Fermentierung der Laktose im Dünndarm." (Braegger, 2008, S. 9)

Diese Form der Laktoseintoleranz tritt wie die primäre Form häufiger auf, kann sich aber zurückbilden, sobald die ursächliche Erkrankung erfolgreich behandelt wurde (Stein, Lembcke, 2006).

2.2 Häufigkeit / Verbreitung

Die häufigste Form der Laktoseintoleranz ist die primäre erworbene Intoleranz. Ebenfalls ist die Laktoseintoleranz die am meisten auftretende Enzymopathie. Das das Enzym Laktase bereits nach der Geburt zurückgeht bzw. sich zurückbildet, sollte als normal angesehen werden, denn mehr als 50 % der Weltbevölkerung können Laktose schlecht verdauen. Dieses ist eigentlich der physiologische Normalfall. „Die Fähigkeit von Europäern, von Europäern abstammenden Amerikanern und Australiern sowie von einigen Nomadenstämmen Afrikas, lebenslang Laktose spalten zu können, ist eine Besonderheit und beruht auf einem genetischen Polymorphismus (Auftreten einer Genvariante einer Population) die Synthese von Laktase determinierendem Gens." (Hofmann, 6/2007, S. 168) Beim Auftreten der Laktoseintoleranz kann man erhebliche ethnische Unterschiede erkennen, wie es die nachstehende Tabelle (Tab. 2) zeigt (Stein, Lembcke, 2006).

Tab. 2

Bevölkerungsgruppen	Prävalenz
Nordeuropäer	5–15%
Bewohner der Mittelmeerregion	60–85%
Schwarzafrikaner	85–100%
US-Amerikaner, afrikanische Abstammung	45–80%
US-Amerikaner, europäische Abstammung	10–25%
Amerikanische Ureinwohner	50–95%
US-Amerikaner, mexikanischer Abstammung	40–75%
Asiaten	90–100%

Quelle: Stein, Lembcke, 2006, S. 815.

In Europa existiert ein Nord – Südgefälle der Laktoseintoleranz. In den Mittelmeerländern sind 60 bis 70 % der Bevölkerung betroffen, im Gegensatz zu Deutschland, wo nur etwa 15 bis 20 % betroffen sind. Nur 2% der Bevölkerung der Skandinavier leiden an einer Intoleranz. Somit besteht in den nördlichen Ländern kaum Bedarf, Milch laktosefrei zu verarbeiten, welches wiederum in den südlichen Ländern undenkbar ist (Hofmann, 6/2007).

Weltweit besitzt die Mehrzahl der erwachsenen Menschen eine niedrigere Laktaseaktivität. Bei einigen Rassen, wie z.b. bei den asiatischen und afrikanischen Völkern, bei den amerikanischen Indianern, den Eskimos und der schwarzen Bevölkerung Amerikas ist die Laktoseintoleranz besonders ausgeprägt (Sieber, Stransky, de Vrese, 1998). Zwischen 60 und 100 % der nichtweißen Bevölkerung leiden an der primären Form der Laktoseintoleranz, das zeigt, dass über 90 % der Bevölkerungsgruppen aus Afrika, Ostasien und den Pazifikländern laktoseintolerant sind. Bei der als laktosetolerant geltenden weißen Rasse und bei einigen afrikanischen Hirtenstämmen leiden zwischen 6 und 15 % an dem Enzymmangel der Laktase. In der nachstehenden Abbildung (Abb. 5) kann man die globale Verbreitung einmal visuell betrachten und besser nachvollziehen (Noeske, 1996).

Abb. 5

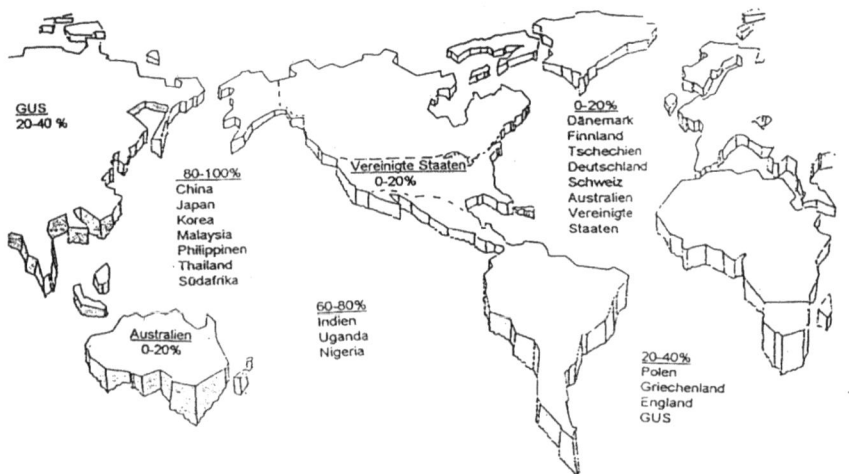

Abb. 8.2: Globale Verbreitung der Lactoseintoleranz (Fernandes & Shahani, 1989)

Quelle: Noeske, 1996, S. 89.

Die ethnische Zugehörigkeit ist bei der Verteilung nicht unwichtig, denn gerade mal weniger als 10 % der Bevölkerung in Zentral- und Nordeuropa, Nordamerika und Australien und zwischen 20 und 40 % der Bewohner der Mittelmeerländer sind von einer Laktoseintoleranz betroffen. Anders sieht es bei den Afrikanern, Asiaten und Südamerikanern aus, bei denen die Mehrheit der Bevölkerung von dem Laktasemangel betroffen ist (Noeske, 1996).

Statistische Erhebungen zeigen, dass die weiße Bevölkerung deutlich weniger von einer Laktoseintoleranz betroffen ist als die schwarze Bevölkerung oder auch Asiaten.

„Cuatecasas et al. (1965) erkannten als erste die immensen Unterschiede zwischen der schwarzen und weißen Bevölkerung Amerikas in der Fähigkeit, Lactose zu absorbieren." (Noeske, 1996, S. 91)

Ein Jahr später haben Bayless et al. (1969) herausgefunden, dass 70 % der schwarzen Bevölkerung und 8 % der weißen Bevölkerung zu den Laktoseintoleranten gehören. Daraufhin kamen sie zu der Erkenntnis, dass der intestinale Laktasemangel autosomal rezessiv vererbt wird. Ihre Aussage wurde dadurch unterstrichen, dass die Mehrheit der amerikanischen Schwarzen von den westafrikanischen Schwarzen abstammt, die zu 100% Laktoseintolerant sind. Zudem sind sie zu 30 % mit einem westeuropäischen Genmuster ausgestattet (Noeske, 1996).

In den Bevölkerungsgruppen, in denen eine Laktoseintoleranz häufig vorkommt, kann man bereits in der Kindheit einen Rückgang der Laktaseaktivität verzeichnen. Diese beginnt etwa im Alter von 3 Jahren. Somit weisen Kinder bei einem Laktosebelastungstest, im Alter zwischen 5 – 7 Jahren, zu 50% eine Laktoscintoleranz auf und Kinder im Alter zwischen 10 – 12 Jahren zu 85 bis 100%. Anders als bei Erwachsenen konnten diese Kinder jedoch über den Tag verteilt mehrere kleine Mengen Laktose zu sich nehmen, ohne dabei Symptome zu zeigen (Renner, 1982).

In jeder Rasse gibt es jedoch Gruppen, die ihre Laktosetoleranz aufrechterhalten können. Diese Gründe dafür sind noch nicht bekannt und umso bemerkenswerter ist dieses Phänomen (Noeske, 1996).

Zusammenfassend lässt sich sagen, dass der primäre Laktasemangel genetische Unterschiede zeigt. So sind in den USA etwa 70 – 95 % der schwarzen Bevölkerung und nur 6 – 10 % der weißen Bevölkerung von einem Laktasemangel betroffen. In

Asien und Afrika hingegen ist die Laktoseintoleranz weit verbreitet, während in Europa gerade mal 10 – 15 % betroffen sind (Leitzmann u.A., 2003).

2.3 Ursachen

Wie bereits erwähnt, ist das Enzym Laktase für die Spaltung der Laktose verantwortlich. Wenn aber der Darm keine oder zu wenig Laktase produziert, dann kann die Laktose nicht gespalten werden. Es kommt dann unter anderem zu abdominalen Beschwerden. Dieses liegt daran, dass die Laktose, die sonst im Dünndarm zersetzt wird, ungespalten in tiefere Darmabschnitte gelangt. Dort verursacht die Laktose einen erhöhten osmotischen Druck. Daraus folgt, dass Wasser in das Darmlumen strömt. So gelangt die Laktose am Ende unverdaut im Dickdarm. Im Dickdarm findet ein anaerober Abbau des Milchzuckers durch Bakterien der Darmflora statt. Neben kurzkettigen Fettsäuren, die bei dem anaeroben Abbau entstehen, werden zusätzlich Kohlendioxid, Methan und Wasserstoff gebildet. Für die Vergärung bzw. den Abbau des Milchzuckers sind in erster Linie Keime der Bifidus Gruppe, auch Lactobacillus bifidus genannt, verantwortlich. Durch die Gase und Fettsäuren, die entstehen, kommt es zu Überblähungen von Darmabschnitten, zu osmotisch bedingten Sekretionen von Flüssigkeit in das Darmlumen und zu einer erhöhten Darmmotilität. Zusätzlich wird ein Teil der Gase über das Blut zur Lunge transportiert und abgeatmet. In welchem Ausmaß unverdaute Laktose Symptome auslöst, ist individuell und hängt sowohl von der verzehrten Menge als auch von der Zusammensetzung der Dickdarmflora ab (Sieber, Stransky, de Vrese, 1998; Hofmann, 6/2007; Ernährungsumschau, 2005).

Eine Laktoseintoleranz kann, wie bereits erwähnt, auch sekundär sein. Die Ursachen hierfür sind bakterielle oder virale infektiöse Gastroentritis, Lambliasis (Besiedlung des Dünndarms mit Giardia lamblia), Chronische Darmerkrankungen, Zöliakie / Sprue (glutensensitive Enteropathie), intestinales Lymphom, partielle oder totale Gastrektomie, Kurzdarmsyndrom, Blindsacksyndrom, Chemotherapie, Strahlentherapie, Mangelernährung und chronischer Alkoholabusus. Sollten diese Krankheiten jedoch in den Griff bekommen werden, so klingt auch die Laktoseintoleranz wieder ab (Hofmann, 6/2007).

Der genaue Grund, warum die Laktaseaktivität im Alter absinkt, ist nicht bekannt, wird jedoch so erklärt, dass Erwachsene in der Evolution des Menschen keine Milch verzehrten. Durch eine Restenzymaktivität wird in den meisten Fällen eine geringe Menge Laktose vertragen (Leitzmann u.A., 2003).

„Die Fähigkeit, eine hohe Lactaseaktivität während des ganzen Lebens aufrechtzuerhalten, scheint als eine Mutation vor mehreren tausend Jahren aufgetreten zu sein, wobei die regionale Verteilung der Lactoseintoleranz auf einen genetischen Zusammenhang zwischen den Fulani in Afrika, den Hamiten in Nordostafrika, den arabischen Nomaden sowie den Russen und Nordeuropäern hinweist. Die Ursache für die hohe Lactosetoleranz wird auch in einem Selektionsdruck unter spezifischen ökologischen Bedingungen gesehen, beispielsweise in Form einer lactoseinduzierten Beschleunigung der Calciumabsorption in einer Umgebung mit niedriger UV – Bestrahlung und einer niedrigen Vitamin D – Versorgung mit der Nahrung (Renner, 1992)." (Noeske, 1996)

Warum genau der Mensch im Alter nicht mehr genügend Laktase produziert, darüber kann nur spekuliert werden. Hierzu liegen noch keine genaueren wissenschaftlichen Erkenntnisse vor.

3. Symptome

Die Symptome einer Laktoseintoleranz können sehr stark variieren. Jeder Mensch, der betroffen ist, hat individuelle Symptome, was auch wiederum daran liegt, dass die Laktaseaktivität sich von Person zu Person unterscheidet. So kommt es bei einigen nur zu ein oder zwei Symptomen, bei anderen wiederum zu unzähligen.

Im Folgenden soll auf die verschiedenen Symptome eingegangen werden und welche Symptome überhaupt auftreten können. Diese sind neben den medizinischen auch psychische Symptome.

3.1 Medizinisch

Bei einer Laktoseintoleranz kommt es in der Regel unmittelbar oder einige Stunden nach dem Verzehr von Milch und Milchprodukten zu gastroenterologischen Symptomen wie Durchfall, Blähungen, breiige und explosionsartige Stühle, Verstopfungen, Übelkeit nach dem Essen, Blähungen und Bauchgeräusche. Die Beschwerden können je nach Laktaseaktivität des Darms mehr oder weniger stark ausgeprägt sein.

Neben den typischen Beschwerden der Laktoseintoleranz gibt es auch zahlreiche unspezifische Beschwerden wie Müdigkeit, Schlappheit, Schlafstörungen, Niedergeschlagenheit, Erschöpfung, Schwindel, morgendliche Übelkeit, Kopfschmerzen, Konzentrationsstörungen, Gliederschmerzen, unreine Haut und Abgeschlagenheit. Wie auch bei den typischen Symptomen der Laktoseintoleranz ist auch das Auftreten der unspezifischen Beschwerden individuell sehr unterschiedlich.

All diese Symptome, die mit einer verminderten Laktaseaktivität einhergehen, klingen wieder ab, wenn man den Verzehr von laktosehaltigen Produkten meidet oder gelernt hat, wie viel Laktose der eigene Körper verdauen kann (Hofmann, 06/2007).

In der folgenden Abbildung (Abb. 6) sind die Beschwerden und wie es zu ihnen kommt graphisch dargestellt.

Abb. 6

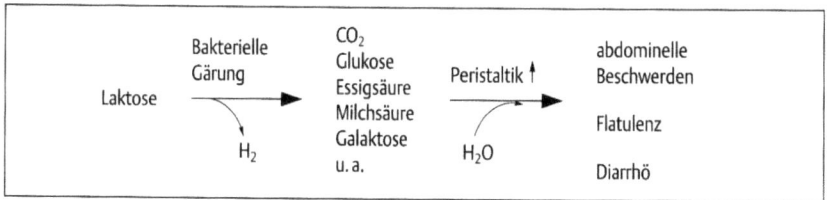

⌘ 72.2: Schematische Darstellung der Pathologie der Laktoseintoleranz

Quelle: Leitzmann u.A., 2003, S. 366.

3.2 Psychisch

Dadurch, dass oftmals die Laktoseintoleranz nicht erkannt wird, bzw. die Betroffenen einen langen Leidensweg bis zur endgültigen Diagnostik haben, leiden viele nicht nur an medizinischen Symptomen, sondern weisen auch psychische Störungen auf. Diese psychischen Störungen treten aufgrund des Leidenswegs auf. Bis zur Diagnostik ist der Lebensalltag oftmals stark dadurch eingeschränkt, dass der Betroffene mit den Beschwerden den Alltag meistern muss.

Betroffene werden von Arzt zu Arzt geschickt, ohne dass eine Diagnose gestellt wird, bzw., etwas gefunden wird, was auch daran liegt, dass das Immunsystem bei einer Unverträglichkeit nicht mitreagiert und somit Blut- oder Hauttests nichts aussagen. Viele der Betroffenen werden dann von ihrem Hausarzt zum Psychologen geschickt, da die Ärzte unter den Symptomen psychische Probleme vermuten. Doch dass die Beschwerden durch eine Laktoseintoleranz auftreten, darauf kommen die wenigsten. Der gesamte Alltag wird auf die Symptome ausgerichtet und Betroffene mögen nicht mal mehr das Haus verlassen, weil sie nie wissen, wann die durchfallartigen Beschwerden auftauchen. Das Grummeln im Darm wird logischerweise als unangenehm empfunden und somit sind die Betroffenen sehr dankbar, wenn die Unverträglichkeit dann festgestellt wird und der „normale" Alltag zurückkehren kann. Auf den Verzehr von laktosehaltigen Produkten wird in diesem Fall gerne verzichtet, damit wieder eine Beschwerdefreiheit eintritt (Unger, 09.10.2006).

4. Diagnostik einer Intoleranz

Auch wenn es in den meisten Fällen sehr lange dauert, bis eine Laktoseintoleranz festgestellt wird, gibt es mehrere Methoden, eine solche Unverträglichkeit festzustellen. Hierzu zählen der H2 Atemtest, der Laktose – Belastungstest, der Gentest und diätische Möglichkeiten wie z.B. Ernährungsprotokolle.

4.1 H2 Atemtest

Der H2 Atemtest ist der Test, der am häufigsten angewendet wird. Dieser Test beruht auf der Tatsache, dass bei Vorliegen einer Laktoseintoleranz die Laktose ungespalten in den Dickdarm gelangt und hier von Mikroorganismen zersetzt wird, wobei Wasserstoff entsteht. Der entstandene Wasserstoff wird über das Blut zur Lunge transportiert und abgeatmet. Wenn also eine Milchzuckerunverträglichkeit vorliegt, kann man dies nach Aufnahme an der Atemluft nachweisen.

Bei dem H2 Atemtest wird dem nüchternen Patienten Flüssigkeit mit aufgelöstem Milchzucker zu trinken gegeben. Anschließend muss der Patient Atemluftproben abgeben. Wenn in der abgeatmeten Luft der Wasserstoffwert zu hoch ist, sprich ein Anstieg der H2 Konzentration auf über 20 ppm zu erkennen ist, kann man von einer Laktoseintoleranz sprechen (Noeske, 1996; Sieber, Stransky, de Vrese, 1998; Renner, 1982).

4.2 Laktose – Belastungstest

Der Laktose – Belastungstest basiert auf der Tatsache, dass bei Aufnahme von Laktose und einer Unverträglichkeit die Glukose im Blut ansteigt.

Dem nüchternen Patienten werden 50 g Laktose in 500 ml Flüssigkeit verabreicht. Diese Dosis entspricht etwa der von einem Liter Milch. Anschließend wird dem Patienten über einen Zeitraum von 2 -3 Stunden viertel stündlich Blut abgenommen, um den Glukosegehalt zu überprüfen. Sollte ein Anstieg von weniger als 1,2 mmol/l oder 20 mg % nachgewiesen werden, deutet dieses auf eine Unverträglichkeit hin.

Dieser Test ist bei den Medizinern sehr umstritten, da einige der Meinung sind, dass die Ergebnisse nicht immer einwandfrei sind, weil jeder Intolerante anders auf die zugeführte Menge reagiert (Noeske, 1996; Sieber, Stransky, de Vrese, 1998; Renner, 1982).

4.3 Gentest

Der Gentest (LCT – Genotyp), der von Grazer Wissenschaftlern entwickelt wurde, ist ein weiterer Test zur Bestimmung einer Laktoseunverträglichkeit. Bei diesem Test konnte gezeigt werden, dass der Laktasemangel mit Genvarianten an der regulatorischen Region des Laktase-Gens assoziiert ist. Ein Abstrich an der Wange genügt als Untersuchungsmaterial. Er ist jedoch in seiner Aussagekraft sehr umstritten (Wolzt, Ring, Feffer – Holik, 2008).

4.4 Diätische Möglichkeiten

Eine weitere Methode, die Laktoseintoleranz festzustellen, ist es, auf laktosehaltige Produkte zu verzichten. Man spricht von einer laktosefreien Diät. Sollten während der laktosefreien Diät die Beschwerden abklingen, sollte man nach ca. 4 Wochen ein bis zwei Gläser Milch zu sich nehmen. Wenn die Beschwerden wieder auftauchen, kann man davon ausgehen, dass man an einer Unverträglichkeit leidet. Meist unterstützen einen hierbei Ernährungsprotokolle, damit die Betroffenen genau nachvollziehen können, was sie zu sich genommen haben.

Für diese Diagnostik ist nicht zwingend ein Arzt erforderlich, jedoch hilft dieser einem beim Durchführen einer solchen Diät, auch damit keine Unterversorgung anderer wichtiger Nährstoffe entsteht (Wolzt, Ring, Feffer – Holik, 2008; Noeske, 1996; Larisch, 29.10.2007).

5. Wo kommt Laktose vor?

Dass Laktose der Milchzucker aus der Milch ist, das können viele Betroffene sich denken. Doch dass Laktose noch in viel mehr Nahrungsmitteln vorkommt, überfordert anfangs viele. Man muss im Supermarkt jede Packungsbeilage genau durchlesen, um herauszufinden, in welchen Lebensmitteln Laktose enthalten ist. Doch wo kommt Laktose überall vor und wofür wird Laktose noch verwendet? Diese Aspekte sollen nachstehend beschrieben werden.

5.1 Natürliches Vorkommen von Laktose

Laktose ist ein natürliches Kohlenhydrat, das in der Milch aller Säugetiere, außer der des kalifornischen Seelöwen, vorkommt. Die Konzentration in der Milch verschiedener Säugetiere ist unterschiedlich. Bei der Verarbeitung der Milch in diverse Milchprodukte, wie z.B. Käse, Sahne und Butter bleibt die Laktose erhalten. Das heißt, dass sich in fast allen Produkten, die aus der Milch hergestellt werden, Laktose befindet. Anders ist dies bei Milchprodukten, die einer Vergärung mit Milchsäurebakterien unterworfen werden. Hier wird ein Teil der Laktose abgebaut, wie dies bei den meisten Jogurts der Fall ist.

Die größte Menge an Laktose befindet sich, neben der reinen Milch, in Milchpulver, Pudding, Buttermilch, Sahne, Molke sowie Molkenerzeugnissen. Butter ist bei geringem Verzehr und aufgrund des eher geringen Laktosegehaltes unbedenklich. Sauermilchprodukte sind aufgrund der Milchsäurebakterien besser verträglich. Dieses liegt daran, dass Starterkulturen, die das Enzym Laktase enthalten, die Laktose bereits vorher spalten, bevor der Darmabschnitt erreicht ist. Zudem passiert Jogurt, aufgrund seiner zähflüssigen Konsistenz, den Darm langsamer, sodass mehr Zeit für die Spaltung der Laktose bleibt. Allerdings sollte man beim Kauf von Jogurts darauf achten, dass keine Zusätze von Milchpulver enthalten sind, denn dadurch geht die Laktaseaktivität wieder verloren. Deshalb ist es für Laktoseintolerante empfehlenswert, nur Produkte mit lebenden Milchsäurebakterien zu verzehren.

Beim Kauf von Käse sollte man auf den Reifungsgrad achten, denn je länger ein Käse gereift ist, desto weniger Laktose enthält er. Weich- und Frischkäsesorten weisen den höchsten Laktosegehalt auf. Sofern in Quark keine Zugabe von Milch erfolgt, tolerieren diesen eine Vielzahl der Betroffenen.

Beim natürlichen Vorkommen ist es ganz gleich, aus welcher Milch Produkte gefertigt werden, denn wie bereits erwähnt, enthält jede Säugetiermilch Laktose, auch wenn dieses zu unterschiedlichen Konzentrationen der Fall ist (Sieber, Stransky, de Vrese, 1998; Hofmann, 06/2007).

5.2 Verwendung von Laktose in der Industrie

In vielen Zweigen der Lebensmittelindustrie wird die Laktose eingesetzt. Dieses liegt nicht nur an dem hohen Wasserbindungsvermögen der Laktose, sondern auch an der geringen Süßkraft, die Laktose aufweist. Durch die geringe Süßkraft werden Lebensmittel geschmacklich nicht nennenswert beeinträchtigt.

In der Säuglings- und Folgenahrung ist der Milchzucker ein wichtiger Energielieferant. Bei der Herstellung von Back- und Wurstwaren, sowie zahlreichen Fertigprodukten wird Milchzucker in der Lebensmittelindustrie häufig eingesetzt. In Jogurts wird Milchzucker deswegen eingesetzt, weil dieser dem Jogurt eine höhere Festigkeit verleiht. In fettreduzierten Lebensmitteln verwendet man den Milchzucker, damit bei gleicher Kalorienmenge mehr Volumen und Gewicht entsteht. Durch die bräunende Wirkung des Milchzuckers beim Backen wird dieser für die Produktion von Pommes, Backwaren und Kroketten verwendet. Ebenfalls dient Laktose als Trägerstoff von Aromen, Geschmacksverstärkern und Süßstoffen sowie zur Ummantelung von Gewürzmischungen.

Auch die Pharmaindustrie nutzt den Milchzucker als Träger- oder Bindemittel für Medikamente, besonders für Tabletten.

Die Verwendung von Laktose in Lebensmitteln oder Medikamenten muss seit Inkrafttreten der Allergenkennzeichnungsverordnung im November 2005 auf allen Verpackungen gekennzeichnet sein. Auf die Verwendung von Laktose weisen Begriffe wie Milch, Molkepulver, Magermilchpulver, Vollmilchpulver, Milchzucker oder gar Laktose hin. Somit haben Betroffene es leichter, die Verwendung von Laktose in Lebensmitteln zu erkennen (Hofmann, 06/2007; Ernährungsumschau, 2005).

6. Leben mit einer Laktoseintoleranz

Wenn eine Laktoseintoleranz erst einmal erkannt wird, dann fällt es dem Betroffenen zunächst leicht, die Ernährung umzustellen. Dieses liegt unter anderem daran, dass ein Leidensweg zu Ende geht und eine Beschwerdefreiheit erzielt werden kann. Doch ist der Verzicht auf den Milchzucker im Alltag wirklich so einfach und auch gesund? Und gibt es Alternativen, die den Milchzucker, bzw. dessen Lebensmittel ersetzen können? Diese Fragen sollen abschließend geklärt werden.

6.1 Soziale und medizinische Konsequenzen einer Laktoseintoleranz

Dadurch, dass Betroffene einer Laktoseintoleranz vorerst froh sind, dass bei ihnen Grund für die Beschwerden gefunden wurde, fällt ihnen der Verzicht auf Milchzucker leicht. Doch dieses ist in sozialer Hinsicht nicht immer leicht. Denn erstens müssen die Betroffenen beim Einkauf sämtliche Packungsinhalte studieren, damit sie sicher gehen können, dass auch wirklich kein Laktose enthalten ist und zweitens können sie sich nicht mal einfach so in eine Eisdiele oder Restaurant setzen und das bestellen, wozu sie Lust haben, denn fast überall ist Laktose drin versteckt. Man muss beim Restaurantbesuch immer erst genau nachfragen, was im Essen enthalten ist, bevor man bestellen kann. Auch auf den eventuell geliebten Milchkaffee müssen Intolerante verzichten, wenn sie Beschwerdefrei bleiben wollen. Allerdings nehmen die Betroffenen gerne diese Einschränkung hin, denn das Leben mit den unklaren Beschwerden ist in den meisten Fällen schlimmer gewesen (Unger, 09.10.2006).

Milch enthält einen wichtigen Anteil an Kalzium, welches wiederum für den Aufbau von Knochen und Zähnen sehr wichtig ist. So kann man als medizinische Konsequenz einer Laktoseintoleranz die Osteoporose erkennen. Laktoseintolerante Personen haben eine höhere Wahrscheinlichkeit, an einer Osteoporose zu erkranken. Dieses liegt daran, dass die Betroffenen wenig bis keine Milch, die als wichtige Kalziumquelle gilt, zu sich nehmen. „Die Deutsche Gesellschaft für Ernährung (DGE) empfiehlt eine tägliche Kalziumzufuhr von 800 – 1000mg, zur Verminderung der Häufigkeit und Schwere einer postmenopausalen Osteoporose sogar 1500 mg/d." (Stein, Lembcke, 2006, S. 817) Sollte eine komplett laktosefreie Ernährung notwenig sein, dann sollten die Betroffenen mit ihrem Arzt über Ergänzungspräparate sprechen, damit die Kalziumzufuhr gedeckt werden kann und somit das Risiko an einer Osteoporose zu erkranken vermindert werden kann (Bauer, 1982; Stein, Lembcke, 2006; Wolzt, Ring, Feffer – Holik, 2008).

6.2 Andere Krankheiten in Kombination mit einer Laktoseintoleranz

Nicht selten geht die Laktoseintoleranz mit einer Fruktoseintoleranz einher. Zirka zwei Drittel der Patienten mit einer Milchzuckerunverträglichkeit haben auch Schwierigkeiten, Fruchtzucker zu verarbeiten (Wolzt, Ring, Feffer – Holik, 2008).

Wie auch die Laktoseintoleranz ist auch die Fruktoseintoleranz eine Kohlenhydratmalabsorption, die ähnliche Symptome wie eine Laktoseintoleranz aufweist. Sie entsteht durch einen Defekt des Dünndarmtransportsystems für das Monosaccharid Fruktose. Deswegen empfiehlt es sich bei einer Laktoseintoleranz auch eine fruktosefreie Diät einzuhalten, besonders dann, wenn eine laktosefreie Diät keine Besserung verspricht (Braegger, 2008).

6.3 Laktosefreie Ernährung – Gesund?

Den meisten laktoseintoleranten Menschen wird zunächst eine laktosefreie Ernährung empfohlen, damit der Darm sich regenerieren kann und die Symptome abklingen. Erst nach vollständigem Abklingen der Symptome kann der Betroffene nach und nach wieder Lebensmittel mit Laktose zu sich nehmen und testen, welche Mengen toleriert werden.

Es kann auch sein, dass Betroffene ihr Leben lang auf Laktose verzichten müssen. Doch wie bereits erwähnt, enthält Milch wichtige Nährstoffe, wie Kalzium, das wichtig für den Aufbau von Knochen ist. Aus diesem Grund müssen Betroffene darauf achten, dass diese Nährstoffe trotz laktosefreier Kost dem Körper zugeführt werden.

In der heutigen Zeit gibt es eine Menge Nahrungsergänzungsmittel, die bei Mangelernährung und nach Absprache mit einem Arzt zugeführt werden sollten. Allerdings gibt es für laktoseintolerante Menschen auch eine ganze Reihe an laktosefreien Produkten im Handel. Es gibt z.B. Soja-, Reis- und Mandelmilch und auch bereits laktosefreie Vollmilch zu kaufen, der nur die Laktose entzogen worden ist. Ebenfalls kann man diverse andere laktosefreie Produkte wie Sahne, Jogurt, Käse und Quark im Supermarkt finden. In den letzten Jahren hat die Produktion solcher Lebensmittel stark zugenommen, da bei immer mehr Menschen in Deutschland eine Laktoseintoleranz festgestellt wird.

Somit kann eine laktosefreie Ernährung genauso gesund sein wie eine Ernährung, bei der der Mensch normal Laktoseprodukte zu sich nimmt. Man sollte nur darauf achten, dass die Ernährung ausgewogen ist und der Mangel an z.B. Kalzium durch die laktosefreie Ernährung ausgeglichen wird (Stein, Lembcke, 2006).

7. Schlussfolgerung

Im Verlauf der Arbeit hat man einen guten Überblick über Laktose und Laktoseintoleranz bekommen. Zudem wurde deutlich, was im Körper während der Aufnahme von Laktose passiert und wie der Darm dieses bei ausreichender Laktaseaktivität abbaut.

Ebenfalls deutlich wurde es, dass die Ursachen noch nicht weiter evaluiert wurden und es somit auch keine eindeutige Aussage darüber gibt, warum der Laktasemangel in den südlichen Regionen häufiger auftritt.

Auf dem Gebiet der Laktoseintoleranz muss mehr geforscht werden, um eindeutigere Aussagen zu den tatsächlichen Ursachen des Laktasemangels treffen zu können.

Der Grund, warum die Laktoseintoleranz in Deutschland zu selten erkannt wird, liegt unter anderem darin, dass die Ärzte in Deutschland zu wenig auf diesem Gebiet geschult sind. Es müsste mehr Fortbildungsangebote diesbezüglich geben, bzw. Ärzte (insbesondere Hausärzte) sollten solche Fortbildungen häufiger wahrnehmen. Gerade weil die Laktoseintoleranz eine Vielzahl von Symptomen mit sich bringt, sollten Ärzte auf die Möglichkeit des Vorliegens einer Laktoseintoleranz aufmerksam gemacht werden.

Ebenso kann man der Gesundheitsreform einen Teil der Schuld zuschieben, da durch diese nicht genügend Geldmittel zur Verfügung gestellt werden, um bei den Patienten eine eventuell vorliegende Laktoseintoleranz auszuschließen.

Somit müssen die Betroffenen sich mit den Beschwerden arrangieren, solange, bis die Diagnose „Laktoseintoleranz" gestellt wird.

Im Gebiet der Nahrungsmittelkennzeichnung wurden große Fortschritte erzielt. Lange Zeit mussten die Inhalte auf den Nahrungsmitteln nicht gekennzeichnet werden. Dieses wurde inzwischen geändert. Dadurch fällt es den Betroffenen leichter, versteckte Laktose zu erkennen.

Allerdings sollte den Betroffenen eine Ernährungsberatung von Seiten der Ärzte angeboten werden, auch damit eine Mangelernährung – insbesondere durch Kalzium – und dessen Folgen ausgeschlossen werden können.

Literaturverzeichnis

Ernährungsumschau. Forschung & Praxis. (2005). Jahrgangsnummer 52. Heft 5. *Im Überblick: Laktose.* Frankfurt am Main: Umschau Zeitschriftenverlag Breidenstein GmbH.

Hofmann Dr., Lioba. Laktoseintoleranz. In: Ernährung im Fokus. (06/2007). 7. Jahrgang; S. 168 – 172. Aid Infodienst.

Kreft, Dagmar; Bauer Prof. Dr. med., Ralf; Goerlich PD Dr. troph., Roland (1995). *Nahrungsmittelallergene. Charakteristika und Wirkungen. Ernährung und Umwelt. Allergologie und Immunologie.* Berlin / New York: de Gruyter.

Leitzmann, Claus, Müller, Claudia, Michel, Petra, Brehme, Ute, Hahn, Andreas, Laube, Heinrich (2003). *Ernährung in Prävention und Therapie. Ein Lehrbuch.* (2., überarbeitete Auflage). Stuttgart: Hippokrates Verlag.

Noeske Dipl. oec. troph., Brigitte (1996). *Chemie, Technologie und Ernährungsphysiologie der Lactose.* (Dissertation); Ernährungs- und Haushaltswissenschaften der Justus – Liebig – Universität Gießen.

Renner, Prof. Dr. Edmund (1982). *Milch und Milchprodukte in der Ernährung des Menschen.* 4., überarbeitete Auflage. München: Volkswirtschaftlicher Verlag.

Sieber Dr., R.; Stransky PD Dr., M.; de Vrese Dr., M. (April 1998 / 348 W). FAM Information. *Laktoseintoleranz und Verzehr von Milch und Milchprodukten.* Forschungsanstalt für Milchwirtschaft. Liebefeld – Bern.

Stein, J; Lembcke, B. *Milchzuckerunverträglichkeit (Laktosemalabsorption).* In: Ernährungsmedizin: Prävention und Therapie. (2006). S. 815 – 818. München: Elsevier, Urban & Fischer.

Koletzko, S.; Koletzko, B. *Wenn Zucker krank machen*. In: Aktuelle Ernährungsmedizin. (02/2006). Supplement1. S. 68 – 75. Stuttgart: Georg Thieme Verlag KG.

Wolzt ao. Univ. – Prof. Dr., Michael; Ring Univ. – Prof. DDr., Johannes; Feffer – Holik Mag., Silvia (2008). *Gesund essen & trotzdem krank. Gluten-, Laktose-, Fruktose- und Histamin – Intoleranz.* Wien: Verlagshaus der Ärzte.

Braegger, Christian P. (2008).
http://www.rosenfluh.ch/images/stories/publikationen/sze/2008-02/04_Laktoseintoleranz_2.08.pdf (Zugriffsdatum: 19.03.2009).

Demirci, Ilknur (2007). http://deposit.ddb.de/cgi-bin/dokserv?idn=987573373&dok_var=d1&dok_ext=pdf&filename=987573373.pdf (Zugriffsdatum: 19.03.2009).

Grünewald – Funk, Dorle (15.02.2005)
http://www.was-wir-essen.de/infosfuer/laktoseintoleranz_krankheitsbild.php (Zugriffsdatum: 19.03.2009).

Larisch Dr. med., Katharina (29.10.2007).
http://www.netdoktor.de/Krankheiten/Laktoseintoleranz/ (Zugriffsdatum: 19.03.2009).

Unger, Angelika (09.10.2006). http://www.stern.de/wissenschaft/ernaehrung/:Laktose-Intoleranz-Wenn-Milch/568025.html (Zugriffsdatum: 19.03.2009).